AF246344

DU
CHOLÉRA-MORBUS.

Par A. LEPELLETIER de la Sarthe.

Avec **L'INSTRUCTION POPULAIRE**, publiée par le gouvernement.

2e EDITION.

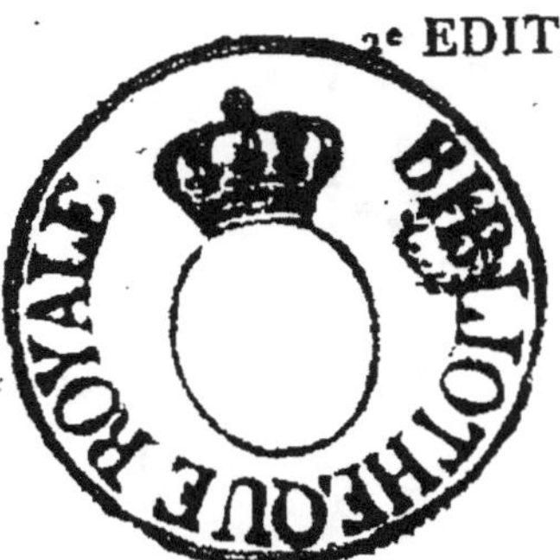

BIBLIOTHÈQUE ROYALE

AU MANS,

CHEZ BELON, PLACE SAINT-NICOLAS.

—

1832.

PRINCIPES GÉNÉRAUX

SUR LA NATURE, LE TRAITEMENT

PRÉSERVATIF ET CURATIF

DU

Choléra-morbus

à

L'USAGE DE TOUTES LES CLASSES DE LA SOCIÉTÉ;

PAR A. LEPELLETIER,

(DE LA SARTHE.)

Précédés d'une notice sur l'ITINÉRAIRE de cette maladie, suivis de L'INSTRUCTION POPULAIRE rédigée par le Comité de Salubrité publique de Paris, et publiée par ordre du Gouvernement.

(2ᵉ ÉDITION, revue et augmentée.)

Prix 25 centimes.

AU MANS,

BELON, Imprimeur-libraire, place S. Nicolas, nᵒ 24

1832.

Au Mans , Imprimerie de BELON.

ITINÉRAIRE
DU CHOLÉRA MORBUS

DEPUIS LE BENGALE JUSQU'A PARIS.

C'est vers le mois d'août 1817 que le choléra débute dans l'Inde parmi les habitans de Jessore, ville située à 100 milles Nord-Est de Calcutta ; il parcourt en moins d'un mois le cours du fleuve jusqu'à la ville, en décimant les villages qu'il rencontre sur son chemin. De janvier à mai 1818, le fléau devenant chaque jour plus actif s'étend à travers le Bengale, depuis Silhet jusqu'à Cuttack sur une espace de 450,000 carrés. Il paraît se concentrer pendant quelque tems sur le bord occidental du Gange et du Jumna, mais bientôt il se répand sur les deux rives et, dans le seul canton de Gorriakpore, 30,000 personnes meurent en un mois. Entre le 6 et 7 novembre le choléra-morbus atteint la grande armée composée de 10,000 Anglais et de 8,000 indigènes ; en douze jours, 9,000 hommes cessent de vivre. Prenant la direction de la côte, il arrive à Bombay, après avoir franchi dans une année la péninsule de l'Inde depuis son apparition à Calcutta. Il arrive enfin sur la côte de Malabar et de Coromandel, et, franchissant la mer, vient désoler Candy, la capitale de l'île de Ceylan, au mois de décembre 1818.

Le 15 septembre 1819, l'île Maurice se voit comprise dans les îles infectées ; il marque sa présence dans l'île de Bourbon le 5 décembre 1819; sur 257 personnes qui en sont atteintes, 178 meurent. Poursuivant sa route au sud et à l'est, il envahit la Péninsule Indo-Chinoise, à Bankok seulement il succombe 40,000 victimes. La cochinchine et Tonquin sont infectés en 1820. Pékin le vit franchir ses portes en 1821 et pendant deux années la mortalité est si considérable, que l'on est obligé de fournir, aux dépens du trésor public, les cercueils et les autres objets nécessaires aux funérailles des classes pauvres.

En juillet 1821, le choléra se déclare en Arabie et la ville de Muscat voit périr 60,000 de ses habitans dont plusieurs expirent, dix minutes après son invasion; à Bassora il périt 18,000 personnes, dont 14,000 en 15 jours.

Dans cette même année 1822, le choléra fait périr à Java 100,000 personnes.

Du golfe Persique il pénètre dans la Syrie et dans la Perse et la ville de Chiraz, dont la population est de 140,000 âmes, en perdit 16,000 dans les premiers jours. Dans l'été et l'automne de 1823, Diarbekr et Antioche furent attaquées. Il s'étend au mois d'août jusqu'à Baku et au mois de septembre il atteint la ville Russe d'Astracan; en 1826 il aborde les frontières de la Sibérie.

Le vent violent qui régné en 1827, l'arrête heureusement dans sa course.

En octobre 1829 il fait une invasion violente à Teheran et vers le milieu de juin 1830 dans les provinces du Mazanderan et de Shirvan, sur la côte méridionale de la mer Caspienne; il détruit 5,000 habitans dans la ville de Tauris. La frontière russe une fois franchie, le fléau s'avance rapidement dans l'intérieur ; le huit août il pénétre dans Tiflis dont la population de 30,000 âmes est réduite à

8,000 par les morts et les émigrations. Les différentes capitales depuis le Don jusqu'à Moscou se
trouvent successivement frappées et le vingt-huit
septembre il se déclare dans cette dernière ville.

Le 10 novembre, il y avait 5507 malades et les
morts s'élevaient à 2908; cependant le nombre des
malades ne dépassa pas 7000 et depuis le mois de
décembre, la maladie n'alla plus qu'en s'affaiblissant.

Enfin le terrible fléau envahit la Pologne en 1831,
y exerce ses ravages, pénètre en Autriche, en Al-
lemagne, et surtout en Prusse, où, d'après le rapport officiel de l'Académie de Berlin, 116,000 personnes ont péri. De là, il traverse la mer pour al-
ler effrayer l'Angleterre; on comptait au 30 mars
dernier, dans ce pays, 3571 cas; 1782 malades
avaient succombé.

La France n'a pas été assez heureuse pour se
soustraire à cette affreuse calamité, Paris renfer-
mait, au 1er avril, 281 cholériques dont cent n'exis-
taient déjà plus.

Au reste, en donnant ces détails nous sommes
loin de vouloir jeter l'effroi dans l'esprit de nos
lecteurs. Nous n'avons pas à craindre que le choléra déploie sur nous les mêmes fureurs que dans son
pays natal; chaque jour il perd de son intensité, et
en ayant le soin de se soumettre aux précautions
que l'on s'empresse d'indiquer de toutes parts,
nous avons l'espérance d'échapper à ce fléau
destructeur.

Nous sommes heureux aussi de trouver l'occasion de rapporter ici la déclaration de plusieurs médecins distingués de Paris qui ne croyent pas re-
connaître dans cette maladie les caractères de la
contagion.

Du 1er avril Les médecins et chirurgiens de
l'Hôtel-Dieu, soussignés, croient devoir déclarer

dans l'intérêt de la vérité que, quoique cet hôpital soit jusqu'à présent celui qui ait reçu le plus grand nombre de malades affectés du choléra, ils n'y ont observé aucun fait qui puisse les autoriser à soupçonner que la maladie soit contagieuse.

Fait à l'Hôtel-Dieu,

    Paris, le 31 mars 1832.

      Signé : MM. PETIT, RÉCAMIER, HUSSON, DUPUYTREN, MAGENDIE, BRESCHET, HONORÉ, GENEAU DE MUSSEY, SAMSON, CAILLARD, GENDRIN, BAILLI.

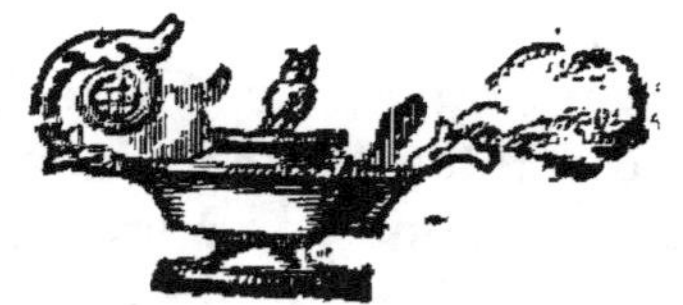

PRINCIPES GÉNÉRAUX

SUR LA NATURE, LE TRAITEMENT

PRÉSERVATIF ET CURATIF

DU

CHOLÉRA-MORBUS.

Lorsqu'un fléau destructeur menace les populations entières, lorsqu'après avoir exercé des ravages incontestables dans les pays lointains, sa cause principale semble devoir parcourir l'atmosphère dans toutes ses directions, le devoir du médecin philanthrope est d'envisager avec calme le torrent qui s'avance, d'en mesurer les dangers sans confiance abusive et sans pusillanimité. Sa mission est d'éclairer tous les hommes sur la nature du mal qu'ils ont à redouter, sur les moyens préservatifs applicables à toutes les conditions, tant sous le rapport des précautions individuelles que relativement à l'hygiène commune. Jusqu'ici nous n'avons pas cru devoir entretenir le public de ces détails, ils eussent été prématurés; ils pouvaient ne jamais trouver leur application, et faire naître d'inutiles alarmes. Aujourd'hui les circonstances rendraient notre silence coupable et nous voyons dans les développemens relatifs à cet objet essentiel une obligation à remplir. Pour donner a ces considérations importantes la précision et la brièveté qu'elles exigent, nous examinerons successivement : 1° la nature et les progrès du Choléra-Morbus ; 2° ses causes, la réalité de son établissement en France ; 3° l'hygiène publique relative à cette maladie ; 4° les préservatifs naturels, et les premiers soins médicaux à donner aux malades ; 5° le traitement curatif. Nous parlerons après avoir lu, médité soigneusement tout ce que les meilleurs observateurs ont écrit sur cette grave altération.

1° NATURE ET PROGRÈS.

Les opinions les plus contradictoires et quelquefois les plus paradoxales ont été publiées relativement à ce point essentiel. Il est bien difficile qu'il en soit autrement lorsque les hommes étrangers à la science médicale, et dont le talent, comme écrivains, est toujours incapable d'établir la compétence, viennent s'emparer de ces matières déjà si difficiles pour les adeptes ; lors surtout que, mêlées aux considérations politiques, ces notions modifiées diversement prennent la teinte des opinions et sont inévitablement accommodées aux effets que l'on attend de leur propagation.

Pour les faits de ce genre, l'éloignement, par une étrange disposition de l'esprit humain, produit tous les effets du microscope ; un accident assez ordinaire dans ses résultats, grossi par l'ignorance et l'exagération, devient un monstre effrayant pour les yeux que fascine l'épouvante et l'effroi.

Dans les Gazettes médicale et quotidienne que nous recevons de Paris, nous entrevoyons une cause grave d'illusion et qu'il devient important de signaler à l'attention générale. On y donne, comme dans les journaux politiques, seulement avec plus de précision et de vérité, l'histoire des malades reçus dans les hopitaux, les détails de la mort à peu près instantanée de quelques-uns d'entre eux. Les hommes qui ne réfléchissent pas établissent aussitôt, sans aucune raison, la nature, les progrès effrayans et l'incurabilité du choléra sur des bases aussi fautives, surtout lorsqu'on veut ainsi les généraliser. N'est-il pas évident que la maladie porte, dans cette occasion sur des sujets naturellement étiolés, soumis à toutes les causes d'insalubrité, à tous les genres de privations, et souvent livrés aux plus dangereux excès; que leur position soustrait aux premiers soins, et qui, reçus dans les établissemens centraux de Paris, où les maladies les plus légères peuvent s'agraver assez promptement, y viennent chercher un cercueil et les derniers soins de l'agonie. (1) *Voyez page* 25.

Loin de nous la pensée d'inspirer une sécurité perfide, alors qu'il faut se prémunir contre une influence généralisée; mais devons-nous souffrir que l'on prenne pour mesure du danger commun le type exclusivement relatif à quelques sujets placés au milieu des plus fâcheuses dispositions?

Le choléra-morbus n'est point une maladie toujours identique, il peut revêtir deux formes principales, tantôt se manifester avec les caractères d'une violente inflammation, et le plus souvent alors il affecte l'estomac ou les intestins; quelquefois prendre ceux des névroses; presque toujours, dans ce cas, il porte spécialement sur les nerfs des ganglions.

Les indications à remplir ne pouvant offrir d'autre base que la distinction de ces deux variétés essentielles, nous devons l'établir avec précision, et d'une manière si palpable, qu'elle frappe les yeux les moins clairvoyans.

1° *Choléra inflammatoire.* — C'est presque toujours vers les organes de la digestion, que porte

l'intensité du mouvement inflammatoire. Quelquefois cependant il peut assiéger d'abord les poumons
ou le cerveau; les symptômes sont alors plus in-
sidieux, les vomissemens ne se manifestant pas au
début et s'effectuant seulement au troisième ou
quatrième jour par l'extension des phénomènes
pathologiques vers le tube digestif. Ces faits sont
au reste des exceptions rares qui ne détruisent
pas la règle générale.

On reconnaît cette première variété du choléra-
morbus, aux symptômes suivans, que nous indi-
quons dans l'ordre de leur manifestation, chez le
plus grand nombre des sujets, en les supposant
abandonnés à la nature ou sous l'influence d'un
traitement étranger aux véritables caractères de
la maladie. Douleur obtuse vers le front; sentiment
de pesanteur dans toute la tête; assoupissement,
courbature générale; malaise, lassitude, faiblesse
des membres, des inférieurs surtout; sommeil
agité, rêvasseries; urines rouges, épaisses, bour-
beuses; sécheresse du nez, de la bouche, qui devient fade, pâteuse, quelquefois amère; chaleur
à la gorge, altération ou dégoût prononcé, langue
jaunâtre, molle, tremblante, souvent rouge,
étroite, aride et comme brûlée. Embarras, gêne,
tension dans tout l'abdomen, ardeur à l'épigastre.
Constipation ou selles difficiles, brûlantes, incom-
plètes; parfois sanguinolentes ou glaireuses; tris-
tesse, morosité, impatience; froid des extrémités,
sueurs partielles grasses et fétides; anxiété vers le
siége de l'estomac; douleur à la pression, assez
souvent tension, ballonnement dans tout le ventre
ou seulement dans la région gastrique. Nausées,
vomissemens répétés avec les plus pénibles efforts
toutes les dix, vingt, trente ou quarante minutes;
offrant en résultat de la bile jaune, verte ou

noirâtre ; des mucosités écumeuses, albumineuses, analogues à du riz mal cuit ; des caillots d'un sang brunâtre , semblable au marc de café. Augmentation de tous les symptômes, concentration des phénomènes inflammatoires ; complications multipliées ; désordres généraux ; froid plus considérable , couleur violacée des extrémités , pouls concentré, petit, fréquent, irrégulier ; selles nulles ou très-abondantes, offrant des produits analogues à ceux des vomissemens. Prostration, amaigrissement rapide ; lorsque la terminaison doit être funeste , c'est du troisième au neuvième jour qu'elle survient. On trouve à la nécropsie des lésions qui ne laissent pas d'incertude sur l'existence d'une violente inflammation de l'estomac ou des intestins.

Cette variété du choléra-morbus n'est pas la plus grave. Bien reconnue chez un sujet sain, au milieu des circonstances favorables, et surtout soumise à des médications raisonnées, elle sera guérie dans la très-grande majorité des individus.

Les symptômes qui précèdent son invasion peuvent appartenir à plusieurs maladies ordinaires, ainsi l'on ne se croira pas sous l'influence du choléra par cela seul qu'ils se manifesteront, mais l'on devra prendre toutes les précautions appropriées à ce genre d'altération. Il est préférable , surtout dans les cas analogues, de pécher par excès de prévision que de s'abandonner à l'indifférence absolue.

2° *Choléra spasmodique.*—Son invasion est beaucoup plus rapide et ses conséquences plus fréquemment graves. On le reconnaîtra facilement aux symptômes que nous allons indiquer dans l'ordre commun de leur développement. Stupeur universelle analogue à celle d'un sujet frappé de la foudre ; anxiété précordiale ; froid prononcé des extrémités , du nez , des oreilles ; rétraction de ces parties et des muscles faciaux, ce qui donne à la physionomie quelque chose de crispé , de triste et de concentré : enfoncement des yeux dans leurs orbites ; inquiétude vague et semblable à celle qui précède un grand danger; pâleur, insensibilité des pieds, des mains, du front, des pommettes : chaleur, douleur plus ou moins vive à la région de l'estomac ; angoisse, frémissemens généraux; sueurs glaciales et localisées ; quelquefois sécheresse , aridité de la peau ; pouls imperceptible ou filiforme , concentré, fréquent , irrégulier ; langue décolorée, froide, contractée ; toux, oppression ; haleine souvent fétide ; vomissemens réitérés toutes les cinq, dix, quinze ou vingt minutes ordinairement de matières séreuse, glaireuse , bilieuse et quelquefois sanguine ; déjections analogues ou constipation absolue, rétraction notable de l'abdomen , insensibilité remarquable sous l'influence de la pression, caractère qu'il faut placer au premier rang dans la distinction indiquée. Toute l'influence vitale paraît concentrée vers l'estomac ou les intestins, plus spécialement encore sur le foyer essentiel du système nerveux ganglionaire, par un mouvement anormal violemment effectué de la circonférence au centre; spasmes, convulsions, abattement, quelquefois même évanouissement complet dans les intervalles des accès. Il est en effet à remarquer, dans cette variété, que les symptômes s'éveillent par crises plus ou moins exactement périodiques et regulières, comme dans les autres affections graves du système nerveux. Décomposition des traits, face cadavéreuse, épuisement rapide et général de toute la vitalité. Lorsque la maladie présente une issue funeste, c'est ordinairement du second au sixième jour.

Cette modification dn choléra-morbus est la plus
grave, et celle dont le traitement exige le plus de
précision et d'opportunité, soumise à des moyens
convenables et déployés sans hésitation ; elle peut
laisser encore à la médecine raisonnée l'avantage
de compter un assez grand nombre de succès.

Le traitement devient opposé dans ces deux modifications, il doit être antiphlogistique dans la
première, calmant et dérivatif dans la seconde.
Quiconque n'aura pas fait une distinction aussi
fondamentale avant d'entreprendre aucune application décisive, commettra les fautes les plus
graves, et joindra souvent les inconvéniens du traitement aux efforts destructeurs de la maladie.
Faut-il s'étonner qu'en Pologne, en Angleterre
où la médecine est encore à peu près exclusivement empirique, un nombre aussi considérable
d'accidens funestes vienne légitimer la terreur
dont s'accompagne ce fléau.

Nous l'affirmons avec la plus entière conviction,
dans nos circonstances atmosphériques, chez des
sujets tempérans, au milieu des médications raisonnées, le choléra-morbus restera maladie grave,
mais le plus ordinairement curable ; il ne devien-
dra jamais capable de frapper avec cette rapidité
foudroyante observée dans les hôpitaux de Paris.

2° CAUSES, ÉTABLISSEMENT EN FRANCE.

La cause du choléra-morbus n'est point unique.
Sans doute, il existe, dans l'atmosphère, comme
pour toutes les épidémies, une disposition nuisible, un principe délétère, insaisissable, indestruc-
tible par nos moyens rationnels ; mais l'influence
de cet agent ne suffit pas seule pour occasionner le
développement de la maladie. Cette vérité consa-
lante n'est point une illusion puisqu'elle repose
naturellement sur ce fait évident : *que tous les
sujets exposés à cette influence générale ne sont pas*

affectés du choléra-morbus. L'expérience et le raisonnement s'unissent pour démontrer que le principe épidémique a besoin de rencontrer des prédispositions locales, individuelles pour effectuer ses funestes manifestations. Dès-lors, en évitant avec discernement ces prédispositions endémiques et particulières, nous entendrons l'orage grondant sur nos têtes sans nous atteindre, puisqu'il manquera du fil conducteur pour arriver jusqu'à nous.

Au nombre de ces causes dont la neutralisation se trouve en notre puissance, nous devons particulièrement indiquer : les grands foyers d'infection, la malpropreté, le défaut de lumière, d'air bien renouvelé ; l'incurie individuelle, l'usage du thé, du café, des liqueurs alcoholiques, des salaisons, des épices, des alimens de mauvaise qualité, les veilles prolongées, les travaux intellectuels excessifs, les abus dans tous les genres, les violentes agitations de l'âme ou les passions concentrées etc., la crainte plus spécialement encore ; dans un seul mot, l'ensemble des modifications susceptibles d'augmenter l'irritabilité nerveuse, d'éveiller les prédispositions inflammatoires, surtout vers l'appareil digestif. En conséquence de ces principes simples et naturels, il nous sera facile d'établir l'ensemble des moyens préservatifs.

Quant à l'établissement du choléra-morbus en France, il n'est plus un problème. Les hôpitaux de Paris en ont positivement constaté la réalité. Sa cause épidémique nous environne peut être actuellement, elle doit s'étendre à des régions qu'il serait difficile de limiter, c'est aux pays, aux localités, aux individus à bien comprendre les dispositions au milieu desquelles ils pourront en braver impunément l'influence.

3° HYGIÈNE PUBLIQUE.

Si les bases fondamentales d'un bon gouverne:
ment établissent la sécurité morale des individus,
l'hygiène publique, dépendance essentielle de ce
dernier, devient la principale garantie de leur conservation physique. L'autorité légitime son titre
et son pouvoir en se pénétrant bien de ces importantes vérités. Nous croirions mal comprendre ses
bonnes intentions et sa sollicitude, en renfermant
dans l'oubli des abus importans à signaler.

C'est en grand, c'est dans les masses qu'il faut
envisager cet objet. Des investigations trop spé-
cialisées prendraient en quelque sorte le caractère de visites domiciliaires, et ne rentreraient point
dans son domaine. La régularité du nettoiement des
rues, l'entretien des égoûts, l'éloignement à distance assez considérable de toutes les usines,
dans lesquelles s'effectuent journellement des dé-
compositions putrides, la situation exigée des voi-
ries, des cimetières, des dépôts stercoraux, doivent appeler toute l'attention de l'autorité supérieure. Nous trouvons sous ce rapport deux graves
inconvéniens à faire disparaître. L'un est relatif
au cimetière de la ville. Un encombrement tel s'y
fait sentir, que l'on est obligé d'ouvrir des fosses
dans lesquelles toute putréfaction n'est pas encore
achevée ; ajoutons à cette fâcheuse nécessité la
situation même du lieu dont les miasmes chassés
par les vents du midi, se répandent sur nos habitations, avec des influences nuisibles que les circonstances rendront beaucoup plus positives encore. L'autre se rencontre dans un dépôt considérable de vidanges établi, depuis long-tems à cent
pas au plus de la barrière de l'Ouest, et couvrant,
toute cette partie de la ville, des émanations qui
s'en élèvent avec d'autant plus d'accidens à redouter, qu'elles sont poussées par un vent dont la

direction habituelle, dans le printems et l'é té, d
vient en quelque sorte le moyen le plus fav orabl
à l'importation des épidémies. L'un et l'autre d^e
ces foyers miasmatiques, devraient être immédiatement transportés au nord, à distance appropriée;
seule position qui leur convienne, seul moyen de
rendre, a peu près inoffensives, les deux influences
qui pourraient laisser à notre cité quelques chances
d'invasion du choléra-morbus. Le zèle, l'empres-
sement avec lesquels nos magistrats ont fait disparaître, sur la route de Paris, une cause d'insalubrité, beaucoup moins importante, nous garan-
tissent l'attention sérieuse qu'ils vont donner à
celles que nous venons de leur signaler.

4°. PRÉSERVATIFS NATURELS. PREMIERS SOINS.

Deux causes principales, avons-nous dit, peuvent occasionner le développement du choléra-
morbus; l'une est relative aux dispositions atmosphériques;l'autre, à l'état des lieux et des individus.

Que pouvons-nous contre la première? peu de
chose, pour ne pas dire absolument rien. Les
quarantaines, les cordons sanitaires, n'ont pas
d'autre effet, dans cette circonstance, que d'en-
traver les relations commerciales, et d'effrayer les
populations. Nous tremblons pour les individus
égoïstes qui croient pouvoir s'isoler dans la cir-
conscription d'un appartement, respirer, sans
partage, un air qu'ils cherchent à s'approprier, et
qu'ils altèrent bien souvent encore par l'usage
abusif des préparations chlorurées. En se privant
ainsi d'un exercice indispensable et salutaire, en
nourrissant leur esprit des exagérations de la
frayeur, en s'environnant de précautions puériles
et dérisoires, ils négligent les considérations hygiéniques fondamentales qui seules doivent être
placées au nombre des véritables préservatifs. Par-
lerons-nous des sachets camphrés sous lesquels on

croît trouver la protection d'une égide impénétrable ? s'ils n'avaient l'inconvénient d'inspirer une fausse confiance , d'entraîner à l'oubli des moyens essentiels , nous pourrions les abandonner comme des hochets distribués à l'enfance ou comme des amulettes innocemment réparties à la crédulité.

C'est à l'éloignement des causes du second ordre, qu'il faut accorder toute son attention. Au nombre des précautions essentielles, nous recommandons les suivantes: Propreté recherchée dans les habitations ; renouvellement habituel de l'air atmosphérique ; influence de la lumière naturelle; aspersions ou fumigations chlorurées seulement dans les lieux où la ventilation est difficile , où se manifestent des fermentations putrides. Cette précaution est inutile , et peut même devenir dangereuse en la généralisant d'une manière abusive. Vêtemens chauds et souvent renouvelés , bains tièdes , pendant trente ou quarante minutes seulement, tous les cinq ou six jours; lotions savonneuses; frictions sèches , matin et soir, sur la peau , soit avec une flanelle , soit avec une brosse appropriée à cet usage ; exercices quotidiens, sans fatigue , à pied surtout, et dans la campagne, en évitant l'action du soleil pendant l'immobilité ; régularité des émissions urinaires, des évacuations alvines ; laxatifs doux et seulement dans l'insuffisance des moyens naturels ; calme de l'esprit ; avant tout cette force d'âme qui nous élève au-dessus des événemens ; cette confiance du sage qui voit la mort « sans la désirer ni la craindre »; un régime doux et substantiel , toujours proportionné aux exercices physiques ; éviter en même tems les influences que nous avons placées au nombre des prédispositions.

Cette partie de notre opuscule étant la plus importante au milieu des circonstances actuelles , les principes généraux que nous venons d'établir, applicables à tous les sujets sans distinction, nous paraîtraient insuffisans; passons des fastueuses demeures sous l'humble toît de l'indigence et dans l'atelier du laborieux artisan. C'est là plus spécialement que nos principes et nos conseils trouveront leurs plus fréquentes et leurs plus nécessaires applications.

Sous le rapport qui nous occupe, les sujets de la classe industrieuse peuvent être partagés en deux catégories principales. Dans l'une se rencontrent les ouvriers sédentaires, dans l'autre, ceux qui travaillent en plein air ou sont obligés à des mouvemens plus ou moins pénibles. Chacune de ces catégories mérite une attention spéciale et réclame des avis particuliers.

1.° *Ouvriers sédentaires.* — Au nombre de ces derniers se rencontrent les tailleurs, les cordonniers, les imprimeurs, les passementiers, les graveurs, les chapeliers etc. Pour ces individus, le défaut d'exercice général et surtout la concentration de l'air atmosphérique, l'incurie, le voisinage des matières en putréfaction, l'humidité, la chaleur ou le froid excessifs, les alimens âcres, salés, les viandes fumées, le pain mal cuit, mal fermenté, l'abus des légumes venteux et difficiles à digérer. etc., tels que les choux, les haricots etc., les crudités, les salades fortement vinaigrées, le vin blanc pur, les cidres aigris, les différentes liqueurs etc., deviennent essentiellement nuisibles en portant une irritation directe sur les organes digestifs qui, chez eux, ontle plus à redouter les influences d'une alimentation vicieuse et celles de tous les excès qui peuvent s'y rattacher. Ainsi, pour cette classe toute entière, le renouvellement très-fréquent de l'air atmosphérique; une grande propreté dans leurs ateliers une chaleur moyenne ; l'éloignement de l'humidité ; des alimens simples , mais bien choisis parmi ceux qui sont à la disposition des ouvriers ; pour boisson de bon cidre , ou du vin rouge très-étendu d'eau , ou même de l'eau pure , toutefois en la puisant à des sources convenables , nous paraissent , dans les circonstances indiquées , celles qui réunissent les plus grands avantages ; l'éloignement de tous les excès , beaucoup plus fâcheux encore chez les ouvriers sédentaires que chez les autres.

2° *Ouvriers obligés à des mouvemens plus ou moins violens ordinairement en plein air.* — Dans cet ordre nous plaçons les agriculteurs , les jardiniers , les tanneurs , tous les hommes de peine , les charpentiers , les maçons , les serruriers , les corroyeurs etc. Deux causes graves peuvent agir fréquemment sur ces divers artisans : d'une part , la fatigue musculaire portée jusqu'à l'excès ; de l'autre, la répercussion instantanée de la transpiration. C'est plus spécialement en raison de ces deux circonstances majeures , qu'il faut régler toutes les précautions du régime préservatif qui leur devient en quelque sorte particulier. Au nombre des influences les plus nuisibles qui puissent les atteindre , nous devons dès-lors énumérer l'action immédiate et prolongée du soleil ; le passage subit et sans gradation de l'exercice au repos, d'un lieu très-échauffé dans un endroit frais ; lorsque tout le corps est en sueur, l'usage de l'eau froide pour boisson, et ses applications aux différentes parties de la peau ; le repos et surtout le sommeil, dans l'incubation sur la terre, sur l'herbe, soit à l'ombre, soit même sous l'influence des rayons solaires; l'exposition aux courans d'air ; le défaut d'alimentation proportionnée aux fatigues à supporter ; la prolongation de ces dernières au-delà du tems

convenable et leur disproportion à la force naturelle des individus. Nous prescrivons en conséquence, aux sujets de cette catégorie, l'usage du
bon cidre ou du vin rouge suffisamment étendu;
l'eau pure est moins appropriée à ce genre de
travaux; des alimens substantiels et nutritifs,
tels que la viande fraîche, le poisson, les œufs et
les légumes de bonne qualité. La sobriété n'est
pas à négliger sans doute, mais elle est moins
indispensable que chez les ouvriers sédentaires,
la dépense des forces étant plus considérable
il faut accorder plus abondamment aux frais de
la réparation. C'est par degrés qu'ils devront toujours passer du repos à l'exercice, de l'exercice au
repos, mais surtout de la chaleur au refroidissement; alors qu'ils seront en pleine transpiration,
le travail cessant, ils devront se couvrir soigneusement de leurs vêtemens, craindre les lieux frais
et l'immobilité parfaite jusqu'au retour des conditions naturelles. Ceux qui travaillent dans les
lieux humides, sur le bord des rivières, observe-
ront plus spécialement encore ces précautions
dans leurs détails.

Bien que les campagnes soient moins exposées
que les villes aux invasions du choléra-morbus,
en raison d'une agglomération moins considérable
des habitations, il n'en existe pas moins, pour ces
dernières, des abus dont la conservation les ren-
drait beaucoup plus susceptibles qu'on ne l'imagine
de favoriser l'établissement du fléau. Dans toutes les
métairies, à peu près sans exception, des mares
fangeuses, des dépôts considérables de fumier avoisinent de très-près, non seulement les lieux habités
par les animaux, en les condamnant à des épizooties
fréquentes, mais encore la maison du fermier, en
le prédisposant d'une manière très-fâcheuse à l'é-
pidémie qui règne aujourd'hui. Dans une situation
de ce genre, il est instant que les écuries, les éta-

bles etc. soient mieux tenues, soumises à des
nettoiemens quotidiens ; que les fumiers soient
éloignés au moins à cent pas et dirigés vers le nord ,
que les mares, indispensables aux besoins journa-
liers, soient entretenues avec propreté , que les
autres se trouvent desséchées par la formation des
écoulemens nécessaires. Les autorités locales au-
ront souvent besoin de surveiller l'exécution de
ces importantes précautions hygiéniques , tant
l'habitude est enracinée, tant l'apathie commune
ou les intérêts pécuniaires l'emportent sur le sentiment de la conservation chez un assez grand
nombre d'individus. C'est au milieu de ces conditions que des visites plus spéciales pourront trouver leur excuse, disons-le , même leur obligation.

Quand aux premiers moyens à mettre en usage,
dans l'hypothèse de l'invasion et jusqu'à l'arrivée
du médecin, l'orsqu'il est possible de l'appeler
assez promptement, nous conseillons : le repos
au lit ; la chaleur générale modérée ; la diète absolue ; des fomentations sur tout l'abdomen avec
la décoction de guimauve et de pavot ; pour toute
boisson, l'eau sucrée, les solutions de gomme ,
de blanc d'œuf, les décoctions de guimauve ,
d'orge , de gruau etc, les lavemens émolliens ; les
corps chauds placés aux pieds, tels que des briques
exposées au feu, des bouteilles remplies d'eau
bouillante, ou bien encore des applications avec
les linges trempés dans l'eau tiède salée, vinaigrée, quelquefois même sinapisée.

5° TRAITEMENT CURATIF.

Dans toute autre circonstance nous blâmons
les traités de médecine populaire ; dans celle-ci,
considérant la rapidité des accidens, l'éloignement
des malades situés à la campagne, et même le
défaut d'occasion d'observer pour les sœurs de
charité, pour les médecins des petites localités,

nous pensons que l'exposition des bases fondamentales du traitement doit être généralisée, mise
en quelque sorte à l'usage de tous les individus.
C'est dans cette persuasion que nous allons tracer
les principes généraux à suivre dans le traitement
curatif du choléra-morbus. Il est évident que nous
devons procéder à l'exposition des moyens réclamés par les indications essentielles d'après la distinction fondamentale que nous avons établie.

1° *Traitement curatif du choléra-morbus inflammatoire.* — Application de dix, vingt, trente ou
quarante sangsues sous les côtes gauches, si la
douleur siége particulièrement à la région de l'estomac; au bas ventre, si les intestins semblent
plus compromis; la saignée du bras ne conviendrait
que chez les sujets très-pléthoriques, très-forts ou
très-vigoureux, chez tous les autres elle pourrait
amener une dépression trop considérable des
forces, n'offrant pas d'ailleurs l'avantage d'appeler
le mouvement inflammatoire du centre à la circonférence, comme le fait la saignée capillaire ; larges
fomentations sur tout le ventre et la base de la
poitrine avec des flanelles trempées dans la décoction de guimauve, de graines de lin, de pavot ;
aucun aliment; pour toute boisson, l'une des décoctions ou des solutions indiquées dans les
moyens provisoires ; pour calmer l'intensité des
vomissemens une potion gommeuse de quatre à
cinq onces avec une cuillerée de sirop diacode,
ou bien un grain d'extrait aqueux d'opium, ou
même quinze à vingt gouttes de Laudanum. Si les
douleurs d'estomac prennent un caractère déchi-
rant, si le foie, qui participe fréquemment à l'inflammation, accuse beaucoup de sensibilité, em-
brocations sur ces parties avec l'huile d'olives ou
d'amandes contenant par once un gros de Laudanum; demi-lavement, toutes les cinq ou six heu-

rès, avec la décoction de guimauve et de graine de lin. Aussitôt que la violence des symptômes inflammatoires paraît calmée, passer aux moyens dérivatifs avec gradation et toujours de manière à ne pas entraîner des réactions fébriles par l'exagération de l'influence commune à tous ces moyens. Ainsi, frictions sur les membres avec les linimens aromatiques, tels que les baumes nerval, de Fioraventi, Opodeldoch, avec l'eau de Cologne, l'eau-de-vie camphrée, savonneuse etc.; sinapismes très-mitigés sur les pieds et les genoux, mieux encore deux vésicatoires aux jambes, en établissant lentement la suppuration sans le concours des pommades irritantes; ce moyen offrira de plus l'avantage majeur d'assurer les progrès de la convalescence. Il est aisé de comprendre que les premiers alimens doivent être donnés avec crainte et circonspection; il faut les graduer ainsi : du lait cuit, des fécules, du bouillon de veau, de poulet, des panades légères, des compotes de fruits; plus tard du poisson d'eau douce, des viandes blanches ramèneront insensiblement le malade à son régime habituel. L'eau pure ou sucrée devra, quelque tems encore après la guérison, former la seule boisson du convalescent.

Nous aurions dû nous étendre davantage sur les moyens calmans indispensables chez un grand nombre de sujets, puisque, même dans l'état inflammatoire, le Choléra-Morbus offre une irritation notable du système nerveux, mais l'exposition du traitement relatif à la seconde variété, particulièrement basé sur cet ordre de moyens, nous dispense de ces détails dont la répétition eût été pour le moins fastidieuse.

2.° *Traitement curatif du Choléra spasmodique.* — Dans cette variété, deux indications essentielles se présentent : 1.° calmer l'irritation centrale des nerfs plus spécialement distribués à l'estomac, aux intestins, 2.º rétablir la vitalité dans toute la circonférence de l'économie par des moyens d'appel dans ces divers points. On répond à la première de ces indications au moyen des calmans, tels que l'extrait aqueux d'opium, intérieurement, soit par la bouche, soit en lavement, à la dose d'un grain toutes les quatre à six heures ; le sirop diacode à celle d'une demi-once, le laudanum, de seize à vingt gouttes, remplissent à peu près le même objet ; des applications avec les décoctions d'opium, de pavot, l'huile fortement opiacée, faites sur l'estomac, le ventre, doivent être employées simultanément. Il est alors moins dangereux d'exagérer les proportions du médicament ; les anti-spasmodiques, tels que les infusions de camomille, l'éther, etc., préconisés par quelques médecins, nous inspirent beaucoup moins de confiance, disons-le même, ils nous semblent peu rationnels. Les boissons doivent rentrer dans a classe de celles que nous avons indiquées pour a variété précédente, mais elles seront données seulement par cuillerées, et, dans les deux circonstances, jamais trop froides. Les émissions sanguines soit par les saignées, soit même par les sangsues, alors surtout que le sujet n'offre pas des dispositions éminemment pléthoriques, nous paraissent non-seulement inutiles, mais encore essentiellement dangereuses. Les vomitifs et même les purgatifs, employés par quelques-uns, doivent être constamment proscrits. On répond à la seconde indication, par les frictions générales sur la moëlle épinière, sur la poitrine, sur les membres avec des flanelles très-chaudes, imprégnées de la vapeur de l'encens et du benjoin, avec les baumes déjà notés, la teinture de cantharides, l'alcohol, le vin chaud ; par les sinapismes sur

les pieds, les genoux ; par les ventouses sèches
promenées sur les extrémités ; en un mot, par
tous les excitans susceptibles d'éveiller la chaleur
à la circonférence, de manière à faire diversion aux
mouvemens qui tendent à la comprimer, à l'é-
teindre vers son foyer central.

On peut encore employer dans cette intention
les bains aromatiques, d'abord à la chaleur naturelle avec la précaution de l'augmenter progressi-
vement de trois à quatre degrés. On composera ces
bains avec les infusions de sauge, de menthe, de
romarin, de mélisse, de fenouil, de lavande etc.
Les fumigations de cette nature, préparées avec
les-mêmes infusions, dont on fait arriver la vapeur
sur les différentes parties de la peau, en disposant,
sous les couvertures, dans une boîte fumigatoire ou
dans tout autre réceptacle analogue, des vases qui
fournissent abondamment les vapeurs.

Pour employer avec avantage l'un ou l'autre de
ces deux moyens on ne doit jamais oublier que le
refroidissement le plus fâcheux devient imminent
lorsque le malade cesse de recevoir leur influence,
et qu'il faut prévenir cet inconvénient grave. On
y parvient en effectuant la transition avec prompti-
tude en recevant le sujet dans un drap sec et chaud,
sans perdre un tems précieux à l'essuyer. Aussitôt
que la peau se trouve moins humide, l'on fait successivement, à ses différentes parties, des frictions
très-actives avec des flanelles brûlantes imprégnées
des baumes indiqués.

Ces excitations provoquées à la surface n'offrent
jamais les dangers des irritations que plusieurs
médecins ne craignent pas d'établir vers les intestins et même dans l'estomac au moyen des éthers,
des alcoholiques, des sels ammoniacaux, de l'émé-
tique etc., sans doute, en ne considérant que la
réaction à déterminer, on pourrait conseiller des

médicamens de cette nature, mais en réfléchissant au caractère de leur influence immédiate, à l'état des organes sur lesquels on les fait agir, quel praticien circonspect ne reculera pas devant la responsabilité de leur emploi.

Il ne faut négliger aucun des autres moyens généralement connus de maintenir la chaleur dans l'organisme, toutefois en évitant les inconvéniens qui résulteraient du poids excessif des couvertures ou de l'élévation trop considérable de la température factice entretenue dans l'appartement. Ici nous recommandons l'usage en proscrivant l'abus.

Toutes les précautions relatives à la convalescence rentrent naturellement dans celles que nous avons exposées pour la première modification.

L'interprétation de ces principes généraux étant facile, même pour les personnes étrangères à l'art, indiquera toutes les applications appropriées aux circonstances du moment. Ajoutons, avec cette confiance que donne la vérité, dans l'intérêt des soins réclamés par les sujets soumis à l'invasion du choléra-morbus, que les faits les plus positifs et les expériences les plus décisives démontrent que cette maladie n'est pas contagieuse, et qu'il serait déplorable, en conséquence d'une illusion mensongère, de voir cesser des relations commandées par les liens du sang, mais avant tout, par les nobles impulsions de la philanthropie.

N. B. Nous ne pouvons mieux compléter ce mémoire qu'en y joignant l'intéressante notice que vient de nous communiquer M. Guéranger, sur l'emploi du chlorure de chaux.

A. LEPELLETIER, de la Sarthe. Doct. méd.

(1) Quelques lecteurs semblent nous avoir mal compris, en nous prêtant l'intention de vouloir éloigner de l'hôpital du Mans, les malades qui se trouvent dans la position de recourir aux grands avantages qu'il présente pour la classe indigente. La manière dont nous accordons nos soins depuis dix ans à cet établissement, aussi sain que bien administré, l'application que nous faisons, dans notre article, exclusivement au peuple malheureux de Paris, aux retards de l'admission dans les vastes hôpitaux du centre dont l'insalubrité se trouve généralement avouée, le but essentiellement louable dans lequel cette application est entreprise ; nous semblaient de nature à ne pas exiger un semblable commentaire.

EMPLOI

DU

CHLORURE DE CHAUX,

COMME PRÉSERVATIF

DU

CHOLÉRA-MORBUS;

PAR M. ED. GUÉRANGER.

Le chlorure de chaux étant généralement employé comme préservatif du choléra-morbus , nous croyons utile, au moment où ce terrible fléau commence à ravager la France , de nous étendre davantage sur l'usage de ce précieux moyen , afin que chacun puisse s'en servir avec efficacité, et surtout sans danger ; nous disons sans danger, car l'abus de ce moyen peut quelquefois devenir nuisible. Examinons d'abord sa manière d'agir, il sera plus facile ensuite de déterminer les cas où son usage est avantageux.

Mode d'action du chlorure de chaux.

Il faut bien se garder de considérer le chlorure de chaux comme un médicament qui, agissant sur les individus exposés à son influence, les garantit des atteintes du choléra-morbus ; cette manière de voir serait bien éloignée de la vérité. Son action se porte seulement sur les gaz délétères : l'ammoniaque et l'hydrogène sulfuré ou carboné, qui, désignés vaguement sous le nom de miasmes, corrompent l'air et servent en même tems de véhicule aux virus contagieux. Le chlorure de chaux, en vertu de son affinité prodigieuse pour l'hydrogène, affinité telle qu'il l'enlève presqu'à tous les corps qui le contiennent, décompose ces gaz, les rend innocens et dès-lors impropres à faire germer la maladie. Ce mode d'action étant bien connu, il est évident que son emploi est au moins inutile dans tous les lieux où l'air est pur et circule librement.

Cas où son usage est nécessaire, et moyen de l'employer.

L'usage du chlorure de chaux est toujours utile dans tous les lieux habités, renfermant une cause d'infection quelconque, qu'elle soit inhérente ou étrangère, passagère ou habituelle; seulement ces cas différens exigent une manière différente de se conduire.

Les lieux où la cause d'infection est inhérente, tels que les boucheries, les dépôts de gibier, de poisson, de fromages, etc.; les latrines, les égouts, etc., devront contenir toujours de l'eau chlorurée, à la dose d'une once de chlorure de chaux par pinte d'eau. Ce mélange sera exposé dans un vase à large surface, et renouvelé tous les deux ou trois jours. Il faudra aussi avoir la précaution de l'agiter souvent pour faciliter le dégagement du chlore.

Les appartemens où la cause d'infection est étrangère, c'est-à-dire ceux qui avoisinent les lieux dont nous venons de parler et qui se ressentent de ce voisinage, devront aussi renfermer de l'eau chlorurée, mais plus légère; un gros environ par verre d'eau; et au lieu de l'exposer dans un vase à large surface, il sera préférable de la tenir dans un verre, afin de modérer le dégagement du chlore, qui ne devra jamais être assez grand pour se faire sentir d'une manière *très-remarquable*, l'intention n'étant pas de respirer du chlore, mais bien seulement une atmosphère purifiée par le chlore. Cette eau ne sera renouvelée que tous les huit jours; à moins que le besoin ne s'en fasse sentir plus tôt; il faudra aussi, comme dans le premier cas, remuer souvent et pour le même motif.

Dans tous les lieux que nous venons de citer, la cause d'infection est permanente; mais il en est d'autres où elle n'est que passagère. Par exemple, quand on fait vider des fosses d'aisance ou des égouts, quand on fait peindre des appartemens, etc...., alors l'exposition de l'eau chlorurée devra être faite dans des vases à large surface, et, dans les deux premiers cas, plutôt dans les corridors que dans les appartemens habités, ou l'on se contentera d'avoir un verre d'eau chlorurée préparée comme nous l'avons dit plus haut. Quant à la force de celle qui devra être exposée dans les corridors, elle variera suivant le besoin.

Il est un autre lieu qui, à la rigueur, pourrait être rangé parmi ceux qui possèdent une cause d'infection passagère : ce sont les chambres à coucher, surtout celles qui sont habitées par plusieurs personnes, ou dont le lit, renfermé dans une alcôve où l'air ne saurait circuler, n'est jamais soumis à son action vivifiante. Si, outre cela, la chambre à coucher contient déjà une cause d'infection quelconque, il faudra se conduire comme nous l'avons dit dans ce cas; seulement il faudra renouveler plus souvent le verre d'eau chlorurée. Si, au contraire, elle ne contenait aucune cause d'infection, il suffirait d'y maintenir l'eau chlorurée pendant la nuit. Dans tous les cas, il sera très-convenable de mettre chaque soir dans le vase de nuit, gros comme le bout du doigt de chlorure de chaux et un peu d'eau.

Quant à l'emploi des chlorures pour se laver les mains, le visage, ou les autres parties du corps, à l'effet de se soustraire aux causes d'infection générales l'expérience a démontré que le chlorure de soude était préférable, celui de chaux laissant sur la peau un enduit qui pourrait intercepter la traspiration cutanée. La dose à employer serait une cuillerée de chlorure de soude sur un littre d'eau. Si l'on n'avait pas de chlorure de soude à sa disposition, on pourrait cependant employer celui de chaux, mais en quantité moindre, et dans ce cas, il faudrait, après son usage, se laver

avec une eau légèrement vinaigrée, afin d'enlever e
dépôt dont nous avons parlé.

Nous croyons, en terminant cette note, devoir
rendre hommage au pharmacien habile (M. Labarraque)
qui, le premier, eut l'heureuse idée d'enchaîner en
quelque sorte le chlore à une base qui ne le laisse
échapper que lentement, et qui a rendu ainsi son usage
aussi facile et salutaire qu'il était dangereux alors qu'on
l'employait à l'état de pureté. Grâces à lui, ce moyen
si puissant de désinfection qu'on ne voyait qu'entre
les mains des personnes de l'art, se trouve maintenant
dans tous les ménages.

INSTRUCTION POPULAIRE

Sur les Principaux Moyens à employer pour se garantir du Choléra-Morbus, et sur la conduite à tenir lorsque cette maladie se déclare.

Le choléra est une maladie grave. Cependant il est plus effrayant quand on l'attend qu'il n'est dangereux lorsqu'il existe. D'autres maladies épidémiques, telles que la petite-vérole, la scarlatine, certaines fièvres nerveuses, ont fait beaucoup plus de ravages, puisque dans les contrées de l'Europe où il a régné, et où il a rencontré le plus de circonstances favorables à sa propagation, il n'a guère attaqué qu'un individu sur 75, et que dans quelques villes mêmes, ses atteintes n'ont pas jusqu'alors dépassé la proportion d'un individu sur 200

Conduite à tenir pour se préserver du choléra.

1° Le peu de danger que l'on court d'être atteint du choléra doit rassurer les esprits. Il faut donc ne pas s'inquiéter et ne penser autrement à la maladie que pour exécuter les précautions propres à s'en garantir. Moins on a peur et moins on risque; mais comme la tranquillité de l'âme est un grand préservatif, il faut en même tems éviter tout ce qui peut exciter des émotions fortes, telles que la colère, la frayeur, les plaisirs trop vifs, etc.

2° Il est d'observation que plus l'air dans lequel on habite est pur, et moins on est exposé au choléra.

On ne saurait donc trop faire attention à la salubrité des habitations. Ainsi il faut avoir soin de ne pas habiter et plus encore de ne pas coucher en trop grand nombre dans la même pièce, de l'aérer le matin et encore dans la journée, en ouvrant le plus long-tems et le plus souvent possible les portes et les fenêtres. Il conviendra aussi de placer dans les pièces habitées un large vase contenant de l'eau chlorurée (1). On peut

---

(1)   *Eau chlorurée.*
Prenez : chlorure de chaux sec, une once.
Eau, un litre.
On verse sur le chlorure de chaux une petite quantité

enfin favoriser le renouvellement de l'air en faisant pendant quelques minutes un feu bien clair et flamboyant dans la cheminée.

Il faut faire attention que l'ouverture des portes et fenêtres n'ait lieu qu'après qu'on sera entièrement vêtu, afin de ne pas s'exposer au refroidissement. Il est bon, lorsqu'on le peut, de passer dans une autre pièce pendant cette opération.

Enfin, sous le rapport des chambres à coucher, il faudra se servir de lits sans rideaux, ne jamais laisser séjourner l'urine ou les matières fécales dans les vases de nuit, qui devront être nettoyés promptement, et toujours contenir un peu d'eau.

L'air humide des habitations, malsain en tout tems, devient très-dangereux lorsque le choléra règne. Il faut donc s'abstenir de faire sécher le linge dans la chambre qu'on habite, surtout si on y couche.

Il faut non-seulement songer à aérer les chambres à coucher, mais maintenir encore dans le meilleur état possible de salubrité, les maisons et leurs dépendances.

Ainsi il faut avoir grand soin des plombs et des latrines, qu'on nettoiera au moins une fois par jour avec de l'eau chlorurée, ou au moins avec de l'eau. On fera bien de tenir constamment bouchées par un tampon les ouvertures des tuyaux en plomb ou en fonte qui communiquent aux pierres à laver ou aux cuvettes extérieures, et de ne les déboucher qu'au moment de s'en servir.

Chacun devra veiller à ce que les eaux ménagères soient vidées au fur et à mesure de leur production, qu'on ne les laisse pas séjourner entre les pavés des cours ou allées, et qu'elles s'écoulent rapidement par

---

d'eau pour l'amener à l'état pâteux ; puis on le délaie dans la quantité d'eau indiquée. On tire la liqueur à clair, et on la conserve dans des vases de verre ou de grès bien fermés.

On peut aussi employer avec avantage l'eau chlorurée préparée avec le chlorure d'oxide de sodium, en mettant une once de chlorure dans dix à douze onces d'eau.

le ruisseau ou la gargouille qui les conduit dans la
rue. Il faudrait même favoriser cet écoulement par un
lavage à grande eau, si la pente n'était pas assez rapide.

Les vitres devront être nettoyées au moins une fois
par semaine; car l'action de la lumière est nécessaire à
la santé de l'homme.

Les fumiers, les excrémens, les débris d'animaux
et de végétaux réclament beaucoup d'attention. On
devra en conséquence empêcher leur accumulation en
les faisant enlever le plus souvent possible.

On se débarrassera des animaux domestiques inutiles. On s'abstiendra d'élever des porcs, des lapins,
des poules, ou de nourrir des pigeons, etc., dans des
lieux resserrés ou dans des cours peu spacieuses et qui
n'ont pas d'air.

Les habitans des maisons, particulièrement dans les
quartiers populeux, devraient à cet égard se surveiller
mutuellement; ils devraient en outre contribuer, chacun pour sa part, à la propreté des rues, surtout
lorsqu'elles sont étroites. Il y va de l'intérêt de tous.

3° Le refroidissement est placé par ceux qui ont
observé le choléra au nombre des causes les plus propres à favoriser le développement de cette maladie. Il
est donc nécessaire d'éviter cette cause en se vêtant
chaudement, et en se garantissant particulièrement le
bas-ventre et les pieds de l'action du froid.

A cet effet, il est bon d'entourer le ventre nu d'une
ceinture de laine, de porter sur la peau des camisoles
de tricot de laine ou de flanelle, de faire usage de
chaussons de laine. Ces vêtemens seront changés et
lavés quand ils seront humides ou salis. On se lavera
souvent les pieds à l'eau chaude; on portera des sabots
ou des galoches lorsqu'on sera obligé de séjourner
dans le froid et l'humidité; en un mot, on se chaussera
avec propreté et de manière que les pieds soient à
l'abri du froid et de l'humidité.

Beaucoup de personnes, surtout parmi la classe peu
fortunée, ont la très-mauvaise habitude en se cou-
chant, et plus encore en se levant, de poser les pieds
nus sur le sol froid, et même d'y marcher. On ne

saurait trop blâmer cet usage, qui deviendrait particulièrement dangereux pendant que le choléra régnerait.

C'est encore dans la crainte du refroidissement qu'en été même il faudra s'abstenir de coucher les croisées ouvertes. Il faudra aussi maintenir dans les habitations une chaleur *tempérée* ; car les chambres trop chaudes rendent les individus qui les habitent plus impressionables au froid auquel ils peuvent être exposés en sortant.

C'est par la même raison qu'il faudra, autant que possible, rentrer chez soi de bonne heure, ne pas passer une partie de la nuit dans les assemblées, dans les cafés, les estaminets, les cabarets, etc., surtout lorsque les nuits sont froides et humides.

4° S'occuper, mener une vie active, en évitant autant que possible les excès de fatigue, est un des meilleurs moyens de faire diversion à l'inquiétude. Les occupations qui exigent de la contention d'esprit ne conviennent pas. Il en est de même des travaux qui entraînent une privation inaccoutumée de sommeil pendant la nuit.

5° Il a été parlé de l'utilité des ceintures et des chaussons de laine; mais il faut que ces vêtemens soient tenus proprement. La propreté est toujours très-nécessaire à la santé. Ceux qui ont le moyen de prendre de tems en tems des bains d'une chaleur agréable feront bien d'en faire usage, mais il ne faudra y rester que le tems nécessaire pour nettoyer le corps ; il faudra avoir soin de se bien essuyer avec du linge chaud, et ne pas s'exposer immédiatement à l'air extérieur en sortant du bain. Cette précaution est surtout utile lorsque la saison est froide.

Les frictions sèches conviennent beaucoup; il est facile de les administrer en se frottant ou se faisant frotter le soir, ou mieux encore le matin et le soir, le tronc, les bras, les cuisses et les jambes, pendant un quart-d'heure, avec une brosse douce ou avec une étoffe de laine.

On conçoit, du reste, que pour ce qui concerne en général la manière de se vêtir, il faudra se régler

selon la saison ; mais dans aucun cas on ne devra se
vêtir trop légèrement.

6° Lorsque le choléra règne, la manière de se
nourrir est un point fort important. La sobriété ne
saurait être trop recommandée. On connaît un grand
nombre d'exemples où le choléra s'est déclaré après
des excès de table , et il est prouvé que les ivrognes
sont plus particulièrement exposés à cette maladie.

Les viandes bien cuites ou bien rôties et pas trop
grasses , ainsi que les poissons frais et d'une digestion
facile , les œufs , du pain bien levé et bien cuit , devront former la nourriture principale. Le viandes salées
et les poissons salés ne conviennent pas ; on usera le
moins possible de charcuterie , et l'on s'abstiendra des
pâtisseries lourdes et grasses.

Parmi les légumes, il faudra autant que possible
s'en tenir aux moins aqueux, aux plus légers (1). Nous
ne pensons pas devoir exclure de ces derniers les pom-
mes de terre de bonne qualité. Nous approuvons même
l'usage des haricots secs , de lentilles , de pois , de
fèves , *pris en purée* (2). Les crudités , telles que les
salades , les radis , etc. , ne conviennent pas.

Dans la saison des fruits , il faut être très-réservé
dans l'usage qu'on en fait , surtout lorsqu'ils ne sont
pas parfaitement mûrs ; car alors ils peuvent devenir
très dangereux. Les fruits cuits offrent moins d'inconvénient ; mais ils ne devront jamais être mangés en
grande quantité ; encore moins devront-ils former le
fond du repas.

Il est des alimens généralement sains , mais que ,
par une disposition particulière de l'estomac , certains
individus digèrent difficilement. Ces alimens devront ,
comme de raison , être évités par eux. Chacun doit,
à cet égard , étudier son estomac.

Il faut , en tems de choléra , manger moins à la fois

------

(1) On doit entendre par légumes aqueux ceux qui contiennent beaucoup d'eau de végétation , comme par exemple
les concombres, les betteraves, la laitue, etc.

(2) La robe ou pellicule de ces légumes secs ou verts ne
contribue en rien à la nutrition , et elle a l'inconvénient de
ne pouvoir être digérée.

qu'à l'ordinaire, sauf à faire un repas de plus, mais toujours léger.

» Les boissons exigent la plus grande attention. Toute boisson froide, prise quand on a chaud, est dangereuse. Il ne faut se désaltérer que lorsqu'on a cessé de transpirer, c'est-à-dire qu'il ne faut pas boire froid lorsqu'on est en sueur. Les suites de cet abus sont d'autant plus funestes, que la boisson est plus froide et qu'on a plus chaud. L'eau devra être claire; l'eau filtrée est préférable à toute autre. Il faut l'aiguiser avec très-peu de vinaigre ou d'eau-de-vie. Lorsqu'on veut la boire pure (deux cuillerées à bouche d'eau-de-vie ou une cuillerée à bouche de vinaigre pour une pinte d'eau), surtout si la saison est chaude, et qu'on soit obligé de se livrer à un travail corporel qui, en excitant la transpiration, provoque la soif et oblige par conséquent de boire souvent. Il faut alors boire peu à la fois. L'eau rougie, c'est-à-dire l'eau à laquelle ou aura ajouté un peu de bon vin, convient également. Enfin on peut faire avec succès usage d'une eau légèrement aromatisée avec une infusion stimulante, comme par exemple avec une infusion de menthe poivrée ou de camomille (une pincée de menthe ou six têtes de camomille pour une chopine d'eau bouillante, à laquelle on ajoutera, après le refroidissement, une chopine d'eau froide.) (1).

» Rien n'est pernicieux comme l'abus des liqueurs fortes. Il est prouvé, par un très-grand nombre d'exemples, que le choléra attaque de préférence, comme nous l'avons déjà dit, les ivrognes, et ceux même qui, sans faire un abus habituel de boissons fortes, commettent par occasion, par entraînement, un seul excès de ce genre.

» L'usage de l'eau-de-vie prise seule et à jeun, usage si répandu dans la classe ouvrière, et si nuisible en tout tems, devient particulièrement funeste lorsque le choléra règne. Les personnes qui ont cette habitude de-

____

(1) Cette précaution d'ajouter de l'eau qui n'a pas bouilli est nécessaire, parce que l'ébullition, en privant l'eau de l'air qu'elle contenait, la rend moins facile à être digérée.

vraient manger quelque chose, au moins un morceau
de pain, avant d'avaler le petit verre d'eau-de-vie.
Le vin blanc ne sera pas non plus pris à jeun sans la
même précaution, et il ne le faudra prendre qu'en petite quantité.

» En tems de choléra, l'eau-de-vie amère, c'est-à-
dire l'eau-de-vie dans laquelle on aura fait infuser des
plantes amères ou aromatiques, ou encore l'eau-de-
vie d'absinthe, est préférable à l'eau-de-vie ordinaire.

» Le vin, pris en quantité modérée, est une boisson
convenable pendant le repas et à la fin du repas ; mais
il doit être de bonne qualité. Il vaut mieux boire moitié
moins de vin et le choisir de qualité supérieure. Les
vins jeunes et aigres sont plus nuisibles qu'utiles. Le
vin rouge est préférable au blanc. Ceux qui ont le
moyen de le mélanger avec une eau gazeuse, telle que
l'eau de Seltz naturelle ou factice, feront très-bien de
se servir de cette boisson salubre et agréable.

La bière et le cidre, surtout lorsque ces boissons
sont trop jeunes, qu'elles n'ont pas bien fermenté, ou
qu'elles sont aigres, disposent aux coliques, à la diar-
rhée, et deviennent ainsi très-dangereuses. Ce qui
vient d'être dit s'applique à plus forte raison au vin
doux ou moût.

*Conduite à tenir lorsque le choléra se manifeste chez un
individu.*

Il résulte d'un très-grand nombre de faits observés
jusqu'à présent dans les lieux où le choléra a régné,
que les cas de guérison sont en raison de la prompti-
tude des secours, et que plus ces secours sont admi-
nistrés près du moment de l'invasion, plus les chances de salut sont grandes.

Il faut donc que chacun connaisse les premiers signes qui indiquent qu'un individu va être atteint du
choléra. Or ces signes, qui le plus ordinairement se
manifestent dans la nuit ou le matin, sont les suivans:

Lassitude subite ou sentiment subit de fatigues dans
tous les membres ; sentiment de pesanteur dans la
tête, comme lorsqu'on s'est exposé à la vapeur du

charbon ; vertiges , étourdissement ; pâleur souvent plombée , bleuâtre de la face, avec altération *particulière* des traits ; le regard à quelque chose d'extraordinaire , et les yeux perdent leur éclat , leur brillant ; diminution de l'appétit ; soif et désir de la satisfaire par des boissons froides; sentiment d'oppression , d'anxiété dans la poitrine et d'ardeur et de brûlure dans le creux de l'estomac ; élancemens passagers sous les fausses côtes (c'est-à-dire sous les côtes à partir du creux de l'estomac en comptant de haut en bas) ; borborygmes (gargouillemens) dans les intestins , accompagnés surtout de coliques auxquelles succède le dévoiement , ou cours de ventre. Ce dévoiement semble quelquefois diminuer les douleurs : la peau devient froide et sèche ; quelquefois elle se couvre d'une sueur froide. Quelques malades éprouvent des frissons le long de l'épine du dos, et une sensation dans les cheveux comme si on y soufflait de l'air froid.

Ces divers signes de l'invasion de la maladie ne se présentent pas toujours dans l'ordre où ils viennent d'être tracés. Ils ne se montrent pas non plus tous chez tous les malades.

Quoi qu'il en soit, lorsque plusieurs d'entre eux , notamment l'altération de la face , la lassitude , le sentiment de brûlure dans le creux de l'estomac, les borborygmes , le refroidissement de la surface du corps , se manifestent , il faut appeler tout de suite un médecin.

Moyens à employer avant l'arrivée du médecin.

Il faut exciter fortement la peau et y rappeler la chaleur.

A cet effet on placera le malade nu entre deux couvertures de laine préalablement chauffées ou bassinées, et l'on promènera sur toute la surface du corps, à travers la couverture, des fers à repasser chauds ou une bassinoire. On arrêtera plus long-tems les fers sur le creux de l'estomac , sous les aisselles , sur le cœur.

On frictionnera fortement et *long-tems* les membres avec une brosse sèche ou avec un liniment irritant, en se servant d'un morceau de laine ou de flanelle. Ces frictions devront, autant que faire se pourra, être pratiquées par deux personnes dont chacune frottera en même tems une moitié du corps en ayant toujours grand soin de découvrir le moins possible le malade.

Le liniment dont la formule suit parait, si l'on s'en rapporte aux observations, avoir été employé avec un succès tout particulier :

Prenez : Eau-de-vie, une chopine ; vinaigre fort, une demi-chopine ; farine de moutarde, une demi-once ; camphre, deux gros ; poivre, deux gros ; une gousse d'ail pilée.

Mettez le tout dans un flacon bien bouché, et faites infuser pendant trois jours au soleil ou dans un endroit chaud.

Ces frictions devront être continuées long-tems, et le malade devra rester couché enveloppé dans de la laine.

On pourra aussi appliquer des sinapismes chauds sur le dos et sur le ventre, ou encore des cataplasmes de farine de graine de lin bien chauds et arrosés d'essence de térébenthine.

On s'est enfin servi avec avantage de petits sacs remplis de cendres chaudes ou de sable chaud et qu'on applique sur le corps.

L'expérience a prouvé dans plusieurs lieux où le choléra a régné qu'on peut obtenir de grands avantages des bains de vapeurs vinaigrées ou vinaigrées et camphrées.

Ainsi, pendant qu'on cherche à réchauffer le malade par le repassage avec des fers chauds et par des frictions, on peut préparer un bain de vapeur de la manière suivante : On fait rougir des cailloux ou des morceaux de briques ou de fer. On place sous un fauteuil ou sous une chaise de cannes un vase de terre qui contient du vinaigre auquel quelques-uns conseillent d'ajouter du camphre (deux gros de camphre dissous dans une suffisante quantité d'esprit de vin pour une pinte de vinaigre). Ces diverses dispositions étant prises, on fait asseoir le malade déshabillé sur le fauteuil et on l'entoure à l'exception de la tête, ainsi que le fauteuil, de couvertures de laine qui devront descendre jusqu'au bas des pieds, lesquels devront poser sur de la laine ou sur tout autre corps chaud. On jette ensuite, l'un après l'autre, et à peu de secondes d'intervalles, les cailloux ou les morceaux de briques ou de fer dans le vinaigre, qui, par ce procédé, s'échauffe et est bientôt réduit en vapeur. Ce bain doit durer de 10 à 15 minutes.

Lorsqu'on en sort le malade, il doit rester couché entre des couvertures de laine très-sèches et chaudes, où on le laissera tranquille si une transpiration *modérée* s'est établie. Dans le cas contraire, on continuera les frictions, toujours entre les couvertures, *jusqu'à l'arrivée du médecin.*

Mais il ne suffit pas de réchauffer le corps extérieurement, il faut aussi le réchauffer intérieurement.

A cet effet on donne de quart d'heure en quart d'heure une petite demi-tasse d'une infusion aromatique très-chaude (une infusion de menthe poivrée ou de mélisse; on la prépare comme du thé), et toutes les demi-heures immédiatement avant la tasse d'infusion 12 à 15 gouttes de *liqueur ammoniacale anisée et camphrée* (1) dans une cuillerée à bouche d'eau gommée (avec un peu d'eau de sirop de gomme). On a aussi obtenu d'heureux effets, dans certains lieux, de *l'alcali volatil* fluor, donné à la dose de 15 à 20 gouttes toutes les demi-heures ou toutes les heures dans une tasse d'une forte décoction chaude de gruau d'avoine ou d'orge mondé, ou, à leur défaut, d'eau chaude. Ce dernier médicament ne devra néanmoins être administré au plus que deux fois avant l'arrivée du médecin. A défaut de ces moyens, on peut donner avec avantage l'eau pure, bue le plus chaud possible et prise en petite quantité à la fois.

---

(1) Les pharmaciens prépareront cette liqueur de la manière suivante :

Alcohol, 12 onces.
Ammoniaque liquide à 18 degrés, 3 onces.
Huile essentielle, une demi-once.
Camphre, un gros et demi.

Mettez et conservez dans un flacon bouché à l'émeri.

Quoique ces divers moyens doivent être mis en usage le plus tôt possible, il faudra cependant les administrer avec ordre et sans trop de précipitation.

Il sera utile, toutes les fois qu'on le pourra, de placer le malade dans une pièce séparée de celles qu'habitent les autres membres de sa famille.

On fera bien aussi de jeter les hardes du malade dans une eau de savon très-chaude.

La convalescence exige des précautions que le médecin devra indiquer. Toutefois on ne saurait trop recommander aux convalescens l'observation *rigoureuse* des règles de préservation qui ont été exposées plus haut ; car les personnes qui ont été atteintes du choléra sont quelquefois exposées à des rechutes.

Nous croyons devoir terminer cette instruction en priant très-instamment le public de n'ajouter aucune foi aux prétendus moyens préservatifs et curatifs dont des charlatans cupides font vanter les propriétés dans les journaux, ou qu'ils annoncent par des affiches placardées sur les murs de la capitale. Si l'autorité était assez heureuse pour connaître un semblable moyen, elle ne manquerait pas de le publier et de le recommander.

JUGE, PARISET, ESQUIROL, CHEVALLIER, LEROUX, LEGRAND, Baron DESGENETTES, MARC, *rapporteur.*

Lu et approuvé en séance, le 15 novembre 1831.

Le président, Le duc de CHOISEUL.

PETIT, *secrétaire.*

Approuvé par nous, préfet de police, GISQUET.

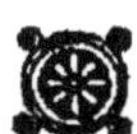

RÉSUMÉ.

Des moyens indiqués pour se préserver du Choléra,

1° La tranquillité d'âme.

2° La propreté du corps et des habitations.

3° Les vêtemens chauds, les précautions contre les refroidissemens et l'humidité.

4° La vie active.

5° La sobriété et l'usage d'alimens et de boissons qui ne ne sont ni excitans ou échauffans, ni trop débilitans ou relâchans.

NOTA. La commission centrale de Salubrité du département de la Sarthe, formée par ordre de M. le Préfet, en date du 22 février 1832, est composée de MM. Trotté-la-Roche membre du conseil général, président; Mallet médecin, vice-président; Etoc-Desmazy, pharmacien, secrétaire; Basse maire du Mans; Mordret, médecin; Vallée (Platon) médecin; Blin pharmacien; Laroche membre du Conseil d'arrondissement et Mauduit artiste vétérinaire. Elle correspond avec d'autres Commissions établies dans les chefs-lieux d'arrondissemens.

Les personnes qui auraient des renseignemens à demander ou à fournir, sont invitées à s'adresser aux Commissions centrales ou d'arrondissemens, soit directement en affranchissant, soit par l'intermédiaire de MM. les Maires et Sous-Préfets.

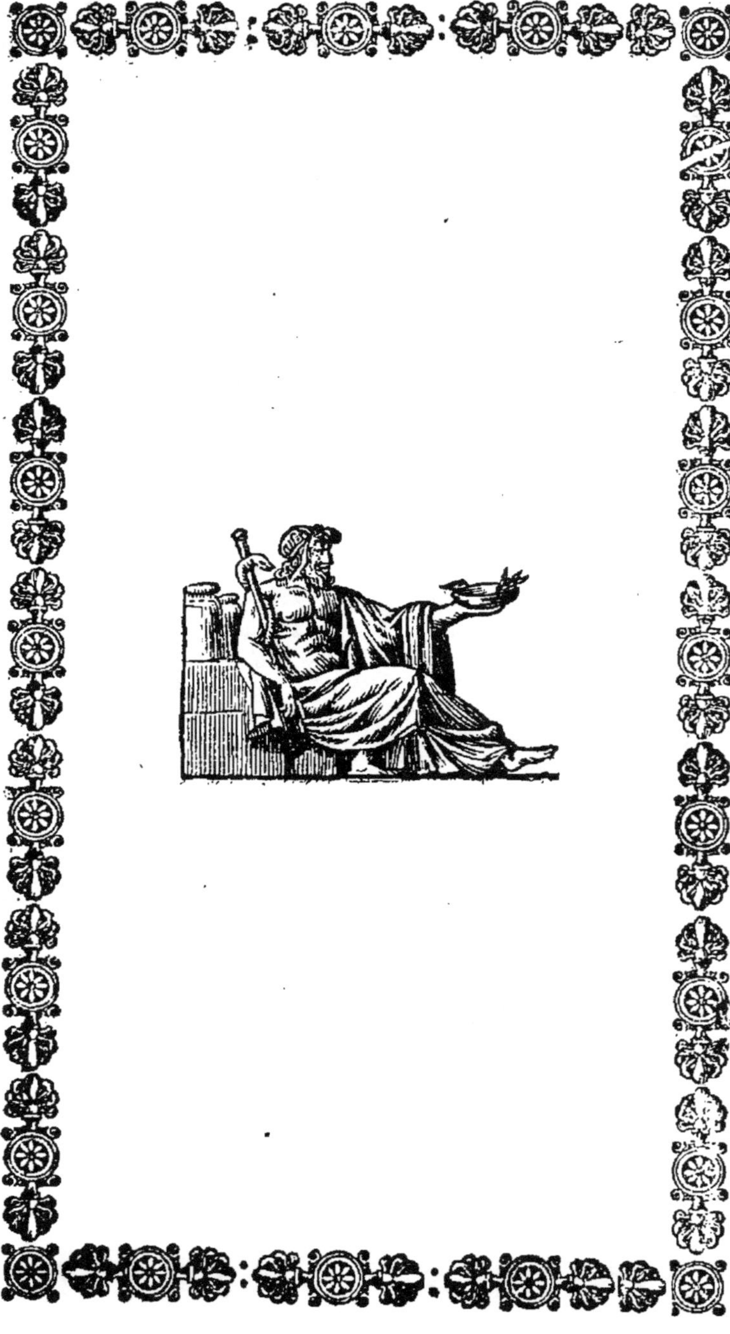

www.ingramcontent.com/pod-product-compliance
Lightning Source LLC
LaVergne TN
LVHW050112060726
842524LV00003B/1075